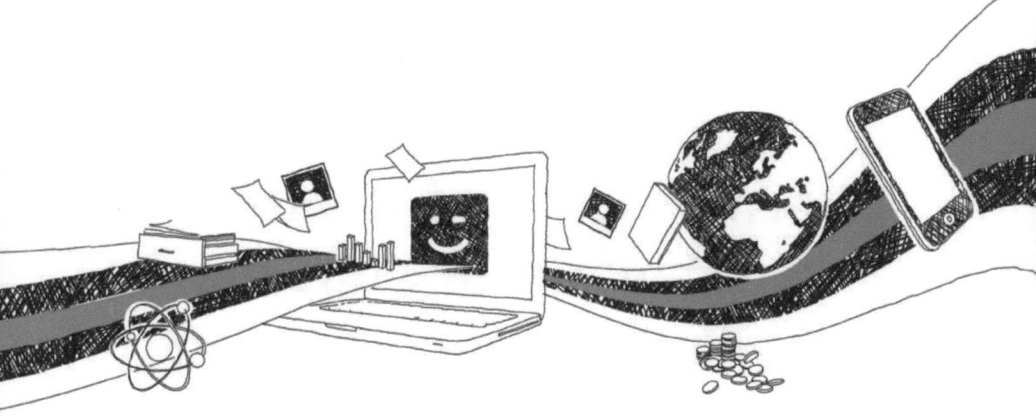
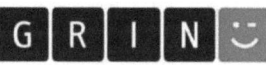

Medizinische Grundlagen der Endokrinologie, Kardiologie und Allergologie. Die Organe des Hormonsystems, der Herz-Kreislauf-Schock und die anaphylaktische Reaktion

Stefan S.

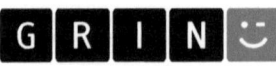

Bibliografische Information der Deutschen Nationalbibliothek:

Die Deutsche Nationalbibliothek verzeichnet diese Publikation in der Deutschen Nationalbibliografie; detaillierte bibliografische Daten sind im Internet über http://dnb.d-nb.de abrufbar.

ISBN: 9783346701596
Dieses Buch ist auch als E-Book erhältlich.

Druck und Bindung: Books on Demand GmbH, Norderstedt Germany
Gedruckt auf säurefreiem Papier aus verantwortungsvollen Quellen

Das vorliegende Werk wurde sorgfältig erarbeitet. Dennoch übernehmen Autoren und Verlag für die Richtigkeit von Angaben, Hinweisen, Links und Ratschlägen sowie eventuelle Druckfehler keine Haftung.

Das Buch bei GRIN: https://www.grin.com/document/1263701

Einsendeaufgabe

Medizinische Grundlagen

Themen aus der Endokrinologie, Kardiologie und Allergologie:

Die Organe des Hormonsystems, der Herz-Kreislauf-Schock und die anaphylaktische Reaktion.

hochgeladen am 16.09.2021 auf den eCampus

SRH Fernhochschule

Modul: Medizinische Grundlagen
Studiengang: B. Sc. Psychologie

von

Stefan S.

2

Abkürzungsverzeichnis

Abb.	Abbildung
bspw.	beispielsweise
bzw.	beziehungsweise
DHEA	Dehydroepiandrosteron
IgE	Immunglobulin-E
s.	siehe
SIRS	Systemic Inflammatory Response Syndrome
sog.	sogenannte
z. B.	zum Beispiel

Abbildungsverzeichnis

Anlagenverzeichnis

1 Teilaufgabe 1: Die endokrinen Organe des Hormonsystems

Im folgenden Kapitel sollen vier endokrine Organe herausgestellt werden, die hauptsächlich im Dienst des Hormonsystems stehen, sodass daraufhin die dazugehörigen Hormone funktionsartig erläutert werden können. Unterkapitel 1.1 befasst sich dabei mit dem ersten endokrinen Organ, nämlich der Hypophyse sowie dem dazugehörigen Hormon Oxytocin. Danach folgt in Unterkapitel 1.2 die Beschreibung der Schilddrüse, welche die beiden Hormone Triiodthyronin und Thyroxin produziert. In Unterkapitel 1.3 werden die Nebenschilddrüsen und das Parathormon erläutert, bevor abschließend in Unterkapitel 1.4 die Nebennieren und ihre drei Steroidhormone aufgeführt werden.

1.1 Die Hypophyse und das Hormon Oxytocin

Die Hypophyse (Glandula pituitaria), auch Hirnanhangsdrüse genannt, ist durch den Hypophysenstiel (Infundibulum) mit dem Hypothalamus verbunden und bildet mit diesem in der sogenannten Sattelgrube im Gehirn das hypothalamisch-hypophysäre System (siehe Abbildung 1), welches die entscheidende Nahtstelle zwischen den neuronalen und hormonellen Regelprozessen des Körpers darstellt.[1]

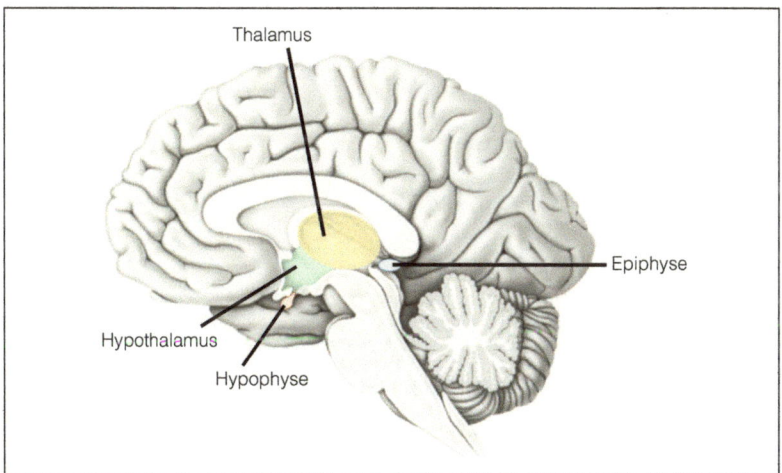

Abbildung 1: Lage der Hypophyse.
(Quelle: Eigene Darstellung in Anlehnung an Schandry (2016), S. 129.)

---

[1] Vgl. Becker-Carus (2017), S. 762

Als das „Tor zum hormonellen System"[2] ist die Hypophyse die zentrale Steuerungsdrüse des endokrinen Systems und als endokrines Organ dazu in der Lage, Hormone und andere körperliche Stoffe unmittelbar ins Blut zu übertragen.[3] Die Hypophyse ist also ein ausführendes Organ des Hypothalamus, das gewisse Steuerungsbefehle an das periphere Nervensystem weiterleitet und somit den Hormonhaushalt reguliert.[4]

Die Hypophyse besteht aus einem Vorder- und Hinterlappen, also der Adenohypophyse (Pars distalis) und der Neurohypophyse (Lobus nervosus) (s. Abb. 2). Mithilfe eines kleinen Blutkreislaufsystems zwischen dem Hypothalamus und der Hypophyse, dem Pfortadersystem, können sog. Releasing- beziehungsweise Inhibitinghormone in ihrer Rolle als Botenstoffe die Produktion von Vorderlappenhormonen regulieren. Dabei wird die bestimmte Hormonausschüttung durch den Releasingfaktor stimuliert und durch den Inhibitingfaktor gehemmt. Abhängig vom Wirkungsort kann man generell zwischen vier glandotropen und zwei effektorischen Hormonen unterscheiden, wobei Erstere ihre Effekte nur durch organische Umwege über andere Drüsen entfalten können und nicht auf direktem Weg in den Blutstrom gelangen, wie bei den effektorischen Hormonen.[5]

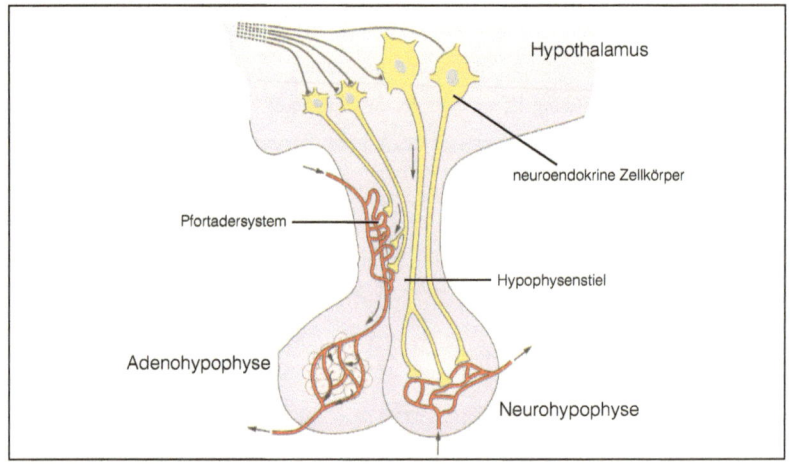

Abbildung 2: Die Hypophyse.
(Quelle: Eigene Darstellung in Anlehnung an Lang/Föller (2019), S. 926.)

Anders als die Adenohypophyse ist die Neurohypophyse durch eine direkte neuronale Verbindung mit dem Hypothalamus verbunden und somit ein Teil des Gehirns. Das Verbindungsstück wird hierbei durch neuroendokrine Zellkörper innerhalb des

---

[2] Schröger (2010), S. 81
[3] Vgl. Peper (2017), S. 480
[4] Vgl. Schandry (2016), S. 184
[5] Vgl. Schandry (2016), S. 135-136

6

Hypothalamus und ihre Axone gebildet, die sich durch den Hypophysenstiel ziehen. Anstatt dass die Hormonausschüttung von Releasing- bzw. Inhibitingfaktoren gesteuert wird, werden die beiden im Hypothalamus produzierten und in Blutgefäßnähe gespeicherten Hinterlappenhormone Vasopressin und Oxytocin bei Bedarf direkt in den Blutkreislauf abgegeben.[6]

Das Hormon Oxytocin hat neben zwei physiologischen Funktionen ebenfalls die Möglichkeit, das soziale Verhalten eines Menschen zu steuern. Über den Hypophysenhinterlappen kann Oxytocin auf direktem Weg zum Brustepithel oder Uterus geleitet werden, wo es Einfluss auf den Milchausstoß oder die sexuelle Reaktion sowie die Wehen bei der Geburt hat. Außerdem hat Oxytocin durch das limbische System die Funktion, im Hirnstamm mütterliches Verhalten auszulösen oder im Hypothalamus das reproduktive Verhalten zu steuern.[7] Als wehenförderndes Mittel löst das Hormon zu Beginn der Geburtsphase die Wehen aus, indem es die Gebärmuttermuskulatur rhythmisch zusammenzieht. Den Effekt der Kontraktion der Gebärmutter hat Oxytocin auch während des Sexualverkehrs. Nach der Geburt des Kindes führt das Hormon bei der Mutter zur Milchejektion, da die Hormonproduktion gesteigert wird, wenn der Hypothalamus einen Saugreiz an der Brust wahrnimmt. Da Oxytocin auch an andere Hirnregionen geleitet werden kann, führt es außerdem zu prosozialem Verhalten, das sich unter anderem durch gesteigerte Großzügigkeit und Empathie zeigt. Des Weiteren kann das Hormon in Stresssituationen beruhigend wirken und mögliche Ängste reduzieren.[8] Mithilfe von Tierexperimenten konnte anhand von sog. Oxytocin-Knock-Out-Mäusen gezeigt werden, dass fehlendes Oxytocin zu sozialer Amnesie führt, wodurch die Bindung zum Partner in einer Beziehung stark bis gänzlich nachlässt. Eine erhöhte Ausschüttung des Hormons wirkt bei sozialen Kontakten hingegen als belohnend und verstärkt die zwischenmenschlichen Bindungen.[9]

1.2 Die Schilddrüse und die Hormone Triiodthyronin und Thyroxin

Die Schilddrüse (Glandula thyreoidea) ist ein innersekretorisches Organ und liegt von außen betrachtet im Halsbereich und damit direkt unterhalb des Kehlkopfes und oberhalb der Luftröhre. Umgeben von einer dichten Kapsel aus Bindegewebe, wird die Drüse in

---

[6] Vgl. Schandry (2016), S. 137
[7] Vgl. Birbaumer/Schmidt (2010), S. 147
[8] Vgl. Schandry (2016), S. 189-190
[9] Vgl. Birbaumer/Schmidt (2010), S. 147

einen linken und rechten Seitenlappen geteilt, die durch eine Gewebebrücke oder den Isthmus in der Mitte miteinander verbunden sind (s. Abb. 3). Diese Kapsel bindet die Schilddrüse an die Luftröhre, wodurch sie den Schluckbewegungen folgt. Auf mikroskopischer Ebene erkennt man die Follikel, welche die funktionelle Einheit der Schilddrüse bilden und durch das Bindegewebe eingeschlossen sind. Die Follikelzellen sind mit sog. Kolloid gefüllt und für die Synthese der beiden Hormone Triiodthyronin und Thyroxin verantwortlich.[10]

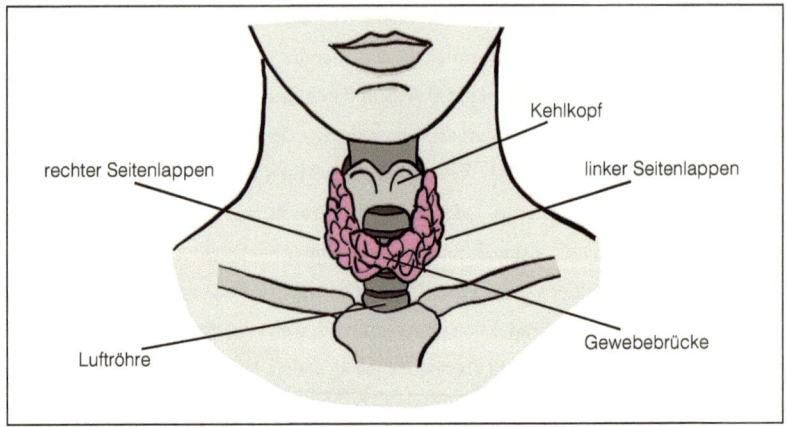

Abbildung 3: Die Schilddrüse.
(Quelle: Eigene Darstellung.)

Damit die Schilddrüsenhormone synthetisiert werden können, muss ausreichend Jod vorhanden sein. Da die Follikel als Hormonspeicher fungieren und den Jodbedarf bis zu zwei Monate decken können, ist eine regelmäßige Einnahme von Jod für den Menschen nicht notwendig.[11] Nimmt der Körper jedoch einen Mangel an Jod wahr, führt dies zu einer Erweiterung des Gewebes und folglich zu einer pathologisch vergrößerten Schilddrüse. Die Synthese und Sekretion der Schilddrüsenhormone werden ebenfalls durch das hypothalamisch-hypophysäre System gesteuert. Das Hormon Thyreotropin, welches durch die Adenohypophyse ausgeschüttet wird, regt die Jodaufnahme und die Schilddrüsenhormonproduktion an.[12]

Triiodthyronin und Thyroxin sind die beiden wichtigsten Hormone der Schilddrüse und im Kindesalter für körperlichen Wachstum von großer Bedeutung, da sie essenziell für eine normale Entwicklung des zentralen Nervensystems sowie des Skeletts sind. Im

---

[10] Vgl. Kleine/Rossmanith (2021), S. 444-445; Marischler (2014), S. 50
[11] Vgl. Marischler (2014), S. 50
[12] Vgl. Schandry (2016), S. 191

Erwachsenenalter steigern sie den Stoffwechsel und sind zudem für den biochemischen Umbau einer Substanz durch körpereigene Enzymsysteme, auch Metabolisierung genannt, verantwortlich. Außerdem haben die beiden Hormone vor allem stimulierende Effekte unter anderem auf das Herz-Kreislauf-System, die Blutbildung und den physischen Grundumsatz. Thyroxin macht mit circa 90 Prozent den größeren Hormonanteil aus, während Triiodthyronin überwiegend erst in der Zielzelle aus Thyroxin durch Dejodierung entsteht.[13]

1.3 Die Nebenschilddrüsen und das Parathormon

Die vier kleinen Nebenschilddrüsen (Glandulae parathyreoidae) befinden sich auf der Rückseite der beiden Schilddrüsenlappen unterhalb der Bindegewebskapsel und teilen sich in ein unteres und oberes Nebenschilddrüsenpaar auf. Trotz ihrer Bezeichnung haben die Nebenschilddrüsen funktionell keine Verbindung zur Schilddrüse. Im Drüsengewebe sind vor allem Chef- oder Klare-Zellen vorhanden, denen die Aufgabe der Synthese und Freisetzung des lebensnotwendigen Parathormons zuteil kommt. Durch dieses Hormon können die Nebenschilddrüsen ihre Hauptfunktion erfüllen und den Kalziumspiegel im Blut regulieren.[14] Das Parathormon stimuliert durch mehrkernige, das Knochengewebe zerstörende Riesenzellen, den sog. Osteoklasten, die Kalziumfreisetzung aus dem Knochengewebe. Außerdem fördert es die Bildung von Vitamin D und begünstigt somit die erneute Kalziumeinnahme und -ausgabe in der Niere. Dadurch, dass zwischen Kalzium und dem Parathormon auf physiologischer Ebene eine negative Feedback-Regulation besteht, können sie sich in ihrer Konzentration gegenseitig verändern.[15] Demnach erhöht das Parathormon durch die Aktivierung von knochenabbauenden Zellen die Kalziumkonzentration im Blut und demineralisiert das Knochengewebe, wodurch wichtige Knochensubstanz verloren geht und folglich Schmerzen und Brüche eintreten können. Eine Demineralisierung bezeichnet hierbei das Herauslösen von Kalzium und Phosphat aus der organischen Grundsubstanz der Knochen.[16]

---

[13] Vgl. Gründer (2017), S. 1477; Marischler (2014), S. 51
[14] Vgl. Kleine/Rossmanith (2021), S. 446-447
[15] Vgl. Herold (2021), S. 769-770
[16] Vgl. Paula (2014), S. 39

1.4 Die Nebennieren und ihre drei Steroidhormone

Die Nebennieren (Glandula suprarenalis) liegen wie eine Kappe auf dem oberen, abgerundeten Ende der beiden Nieren (s. Abb. 4) und sind in zwei hormonproduzierende Regionen einzuteilen: Nebennierenmark und Nebennierenrinde. Das Nebennierenmark ist als Teil des zentralen Nervensystems für die Vermittlung von Befehlen aus dem sympathischen Nervensystem verantwortlich, worunter die autonomen Funktionen des Körpers zu verstehen sind. Hier werden die beiden Hormone Adrenalin und Noradrenalin synthetisiert und über das Blut zu den verschiedenen Zielzellen abgegeben. Als Stresshormone haben sie eine besondere Wirkung auf das Herz-Kreislauf-System und können dort zu einem gesteigerten Herzschlag und erhöhtem Blutdruck führen. In Stresssituationen sorgen die Nebennierenmarkhormone außerdem für eine Erweiterung der Bronchien und eine Hemmung der Magen-Darm-Trakt-Aktivitäten.[17]

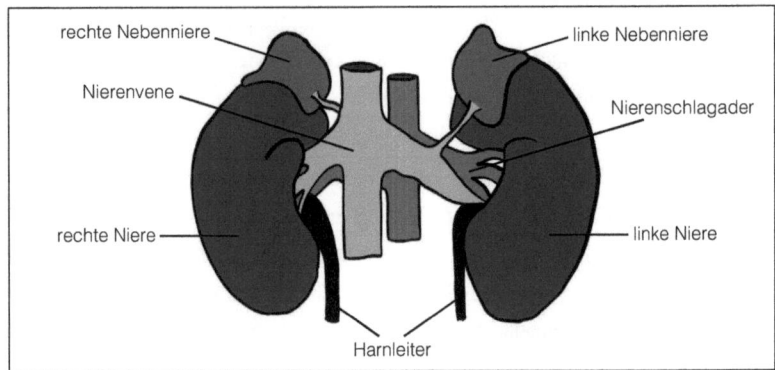

Abbildung 4: Die Nebennieren.
(Quelle: Eigene Darstellung.)

Oberhalb des Nebennierenmarks befindet sich die Nebennierenrinde, die sich in drei verschiedene Zonen gliedert, in denen jeweils eine andere Art von Steroidhormonen synthetisiert wird. Dazu zählen die äußere Zone (Zona glomerulosa), welche für die Produktion von Mineralokortikoiden zuständig ist, die mittlere Zone (Zona fasciculata), in der Glukokortikoide synthetisiert werden, sowie die innere Zone (Zona reticularis), die für die Synthese von Androgenen und geringfügig auch von Östrogenen verantwortlich ist.[18] Die Produktion von Mineralokortikoide wird unter anderem dadurch angeregt, dass das Blutvolumen im Körper so weit sinkt, dass Wasser gespeichert werden muss, indem die

---

[17] Vgl. Schandry (2016), S. 191-192
[18] Vgl. Marischler (2014), S. 78

Urinausscheidung reduziert wird. Damit sind Mineralokortikoide für den Wasser- und Elektrolythaushalt des Körpers besonders wichtig.[19] Das Hormon Aldosteron hat die größte mineralokortikoide Wirkung und kann, wenn notwendig, die Produktion von Natrium hemmen sowie die Sekretion von Kalium steigern.[20] Die Glukokortikoidhormone werden hauptsächlich in Stresssituationen ausgeschüttet, in denen die beanspruchten Organe wie Muskulatur und Gehirn mit mehr Blutzucker versorgt werden. Dadurch, dass sie ebenfalls eine entzündungshemmende Wirkung haben, werden Glukokortikoide im pharmakologischen Kontext eingesetzt.[21] Sie haben außerdem Wirkungen auf den Stoffwechseln, den Herz-Kreislauf, die Knochen und das zentrale Nervensystem. Als das wichtigste Glukokortikoid gilt das Hormon Kortisol, welches sich am Tag-Nacht-Rhythmus des Körpers orientiert und somit morgens am stärksten synthetisiert wird. Jedoch ist die Ausschüttung von Kortisol in stressigen Situationen wesentlich höher und kann bei Traumen, einer Sepsis oder Operationen die Orientierung am Tag-Nach-Rhythmus aufheben. Die innere Zone der Nebennierenrinde produziert hauptsächlich Androgene, also männliche Sexualhormone, wobei besonders Dehydroepiandrosteron (DHEA) und DHEA-Sulfat synthetisiert werden. Beide Hormone sind unabdingbar für die Umwandlung in andere Androgene wie zum Beispiel Testosteron oder auch in Östrogene, also den weiblichen Sexualhormonen.[22]

2 Teilaufgabe 2: Der Herz-Kreislauf-Schock am Modell der Schockspirale

Das folgende Kapitel beschäftigt sich mit dem Herz-Kreislauf-Schock und orientiert sich dabei am Modell der Schockspirale (s. Abb. 5), die in Unterkapitel 2.1 im genaueren erklärt wird. Bei einem Kreislaufschock befindet sich der Organismus in einem lebensbedrohlichen Zustand, bei dem die Organe nicht mehr mit ausreichend Blut versorgt werden können. Die Ursachen für ein derartiges körperliches Versagen lassen sich in vier Gruppen klassifizieren (s. Anlage 1 in Anlagen), die im Einzelnen in den jeweiligen Unterkapiteln erläutert werden. Dabei thematisiert Unterkapitel 2.2 den hypovolämischen Schock, der mit einem niedrigen Blutvolumen einhergeht. Unterkapitel 2.3 befasst sich

---

[19] Vgl. Schandry (2016), S. 192
[20] Vgl. Marischler (2014), S. 79-80
[21] Vgl. Schandry (2016), S. 192
[22] Vgl. Marischler (2014), S. 78-80

mit dem distributiven Schock, bei dem sich die Blutgefäße zu stark weiten. Die dritte Gruppe umfasst den kardiogenen Schock, welcher auf eine schwache Pumpleistung des Herzens zurückzuführen ist. Abschließend wird der obstruktive Schock erklärt, der zu einer Verstopfung großer Gefäße oder des Herzens führt. Beide Schockformen werden in Unterkapitel 2.4 thematisiert.[23]

2.1 Die Schockspirale

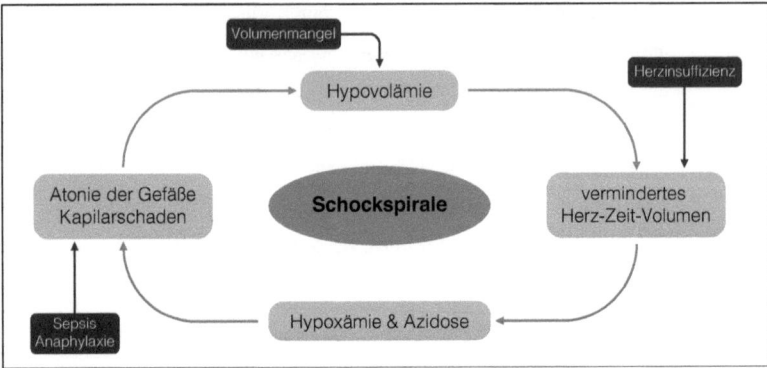

Abbildung 5: Die Schockspirale.
(Quelle: Eigene Darstellung in Anlehnung an Paula (2014), S. 80.)

Das Modell der sog. Schockspirale (Circulus vitiosus) beschreibt im Grunde einen Teufelskreis aus Herz-Kreislauf-Störungen, der unterschiedliche Ursachen haben kann und sich ohne passende Behandlungen ununterbrochen und mit steigender Dynamik weiterentwickelt, bis zuletzt der Tod eintritt. Unabhängig von der Klassifizierung des Schocks ist die Tatsache, dass es sich ursächlich stets um ein Missverständnis zwischen dem Bedarf und Angebot an Sauerstoff im Körper handelt.[24] „Hat sich der Circulus vitiosus einmal geschlossen, schreitet das Geschehen auch unabhängig von der auslösenden Ursache kontinuierlich weiter."[25] Er ist als ein physiologischer Prozess von Veränderungen zu verstehen, bei dem mindestens zwei gestörte Körperfunktionen einer wechselseitigen Beeinflussung ausgesetzt sind und somit die Störung aufrechterhalten oder verstärken.[26]

---

[23] Vgl. Herold (2021), S. 319-320
[24] Vgl. Herold (2021), S. 319-320
[25] Paula (2014), S. 80
[26] Vgl. Margraf/Schneider (2009), S. 12

12

2.2 Der hypovolämische Schock

Der hypovolämische Schock beschreibt einen akuten und lebensbedrohlichen Volumen-verlust an Blut oder Plasma. Der Körper ist nicht mehr in der Lage, die Organe angemes-sen zu durchbluten, da das Herz nicht genügend Kraft aufwenden kann, um nach der Phase der Füllung des Herzmuskels mit Blut, also der Diastole, die Fasern der Herzkam-mern hinreichend zu dehnen. Außerdem hat die geschwächte Durchblutung der größten und kleinsten Gefäße negative Effekte auf den Gewebestoffwechsel und kann zu Entzün-dungen führen.[27]

Der hypovolämische Schock lässt sich in folgende vier Gruppen einteilen: hämorrhagi-scher, traumatisch-hämorrhagischer, hypovolämischer und traumatisch-hypovolämischer Schock. Sowohl der hämorrhagische als auch der traumatisch-hämorrhagische Schock sind auf eine akute Blutung zurückzuführen, wobei jedoch der hämorrhagische Schock zu keinen Gewebeschädigungen führt, während der traumatisch-hämorrhagische Schock sehr wohl Schäden am Gewebe anrichtet und die Antikörperbildung des Immunsystems fördert. Der hypovolämische und traumatisch-hypovolämische Schock entstehen beide infolge einer starken Plasmavolumenabnahme ohne akute Blutungen und unterscheiden sich darin, dass der traumatisch-hypovolämische Schock folglich zu Gewebeschädigun-gen und einer Freisetzung von Stoffen zur Erregerübertragung im Nervensystem führt.[28]

Die Symptome eines hypovolämischen Schocks im Allgemeinen sind unter anderem eine starke Unruhe mit hektischen Bewegungen und Bewusstseinstrübung durch Sauerstoff-mangel im Gewebe des Großhirns, blasse Haut und kalter Schweiß infolge einer Gefäß-verengung, eine übermäßige Steigerung der Atmung und Atemfrequenz sowie eine er-höhte Herzfrequenz. Beim traumatisch-hypovolämischen und traumatisch-hämorrhagi-schen Schock wird das klinische Bild zusätzlich durch die Schmerzen und Funktionsstö-rungen des jeweiligen Traumas bestimmt.[29] Dabei können beim traumatisch-hopovolä-mischen Schock großflächige Verbrennungen, Verätzungen und gravierende Funktions-störungen der Haut typische Ursachen für ein Trauma sein.[30] Der hypovolämische Schock im engeren Sinne kann aufgrund des starken Flüssigkeitsverlusts im Körper neben den genannten Symptomen außerdem zu Fieber, trockenen Schleimhäuten, eingefallenen

---

[27] Vgl. Standl/Annecke/Cascorbi/Heller/Sabashnikov/Teske (2018), S. 758
[28] Vgl. Adams (2005), S. 111
[29] Vgl. Adams (2005), S. 111
[30] Vgl. Standl/Annecke/Cascorbi/Heller/Sabashnikov/Teske (2018), S. 758

13

Augäpfeln, Kaliummangel und Natriumüberschuss führen.[31] Die wichtigsten Ursachen eines hämorrhagischen sowie traumatisch-hämorrhagischen Schocks sind akute Blutungen durch innere, isolierte Verletzungen der größeren Blutgefäße, die in verschiedenen Körperregionen auftreten können, wie z. B. im Magen und Darm, im Uterus der Frau oder im Hals-, Nasen-, Ohren-Bereich. Zusätzlich weist der traumatisch-hämorrhagische Schock ein gravierendes Gewebetrauma auf, wie beispielsweise das Polytrauma, welches durch Verkehrsunfälle oder hohe Stürze verursacht wird und immer Schädigungen in mehreren Körperregionen gleichzeitig betrifft. Im Gegensatz zu diesen beiden Schockuntergruppen weisen der hypovolämische und traumatisch-hypovolämische Schock Flüssigkeitsverluste ohne Blutungen auf.[32]

2.3 Der distributive Schock

Als die häufigste Schockform tritt der distributive Schock dann ein, wenn sich die Blutgefäße plötzlich weiten und das vorhandene Volumen zu groß wird. Hierbei handelt es sich anders als beim hypovolämischen Schock nicht um einen absoluten, sondern einen relativen Volumenmangel.[33] Der distributive Schock kann in drei Untergruppen aufgeteilt werden und umfasst den anaphylaktischen, neurogenen und septischen Schock.[34]

Ein anaphylaktischer Schock beschreibt die stärkste Variante einer allergischen Reaktion auf Medikamente, tierische Gifte oder Nahrungsmittel. Es gibt zwei Formen der Anaphylaxie, die sich beide darin voneinander unterscheiden, dass die Schwere des Schocks entweder unabhängig oder abhängig von der Menge des Allergens ist. Dennoch ist die Symptomatik beider Formen identisch und umfasst mehrere Organsysteme wie die Haut und Schleimhaut, den Magen-Darm-Trakt, das Atmungssystem und den Kreislauf. So kann es bereits innerhalb weniger Minuten nach dem Allergenkontakt zu Hautrötungen, pathologischer Flüssigkeitsansammlung im Gewebe, Übelkeit und Erbrechen, Atemwegsverkrampfung, Husten, Gefäßlähmungen oder stark erhöhtem Puls kommen. Eine anaphylaktische Reaktion wird in vier Symptom-Stadien eingeteilt, wobei die ersten beiden Stadien vergleichsweise harmlose Reaktionen umfassen und das dritte Stadium dem anaphylaktischen Schock entspricht. Die Stufen können rasant ineinander übergehen oder den

---

[31] Vgl. Adams (2005), S. 111
[32] Vgl. Standl/Annecke/Cascorbi/Heller/Sabashnikov/Teske (2018), S. 758
[33] Vgl. Standl/Annecke/Cascorbi/Heller/Sabashnikov/Teske (2018), S. 761; Ziegenfuß (2007), S. 240
[34] Vgl. Ziegenfuß (2007), S. 236

14

Prozess plötzlich abbrechen, bevor das letzte Stadium des Kreislauf- oder Atemstillstands erreicht ist.[35]

Ein neurogener Schock kann durch ein gestörtes Gleichgewicht zwischen sympathischer und parasympathischer Herz- und Gefäßmuskulatur-Regulation entstehen, was zu schweren Traumata oder akuten Störungen des zentralen Nervensystems führt. Dabei steht auch hier eine ursächliche Gefäßerweiterung im Vordergrund. Der typische Verlauf des neurogenen Schocks beginnt mit einem plötzlichen Blutdruckabfall mit zu schwacher Herzschlagfrequenz und führt zu trockener und blasser Haut. Abhängig davon, in welcher Region des zentralen Nervensystems die Störung vorliegt, kommt es folglich zu neurologischen Ausfällen in den entsprechenden Hirn- oder Rückenmarksarealen.[36]

Wenn Mikroorganismen wie Bakterien und Viren oder deren Toxine zu einer systemischen Entzündungsreaktion im gesamten Körper führen, spricht man von einer Sepsis. Ein schwerer Verlauf äußert sich durch eine Störung des Herzmuskels und dessen Fähigkeit, sich zusammenzuziehen sowie ein Volumenverlust und eine Lähmung der Gefäße. Die Sepsis ist eine infektiöse Sonderform des sog. Systemic Inflammatory Response Syndrome (SIRS), welches nach medizinischer Definition dann vorliegt, wenn mindestens zwei der folgenden Kriterien erfüllt sind: Fieber oder Unterkühlung, stark erhöhte Herzfrequenz, Hyperventilation und starke Vermehrung oder Verminderung weißer Blutkörperchen. Nur wenn eine Infektion als Ursache des SIRS festgestellt werden kann, liegt eine Sepsis vor. Folgt mindestens eine Organdysfunktion, kann eine schwere Sepsis diagnostiziert werden, bei der der Patient bspw. unter krankhaften Gehirnveränderungen, schweren Störungen der Niere oder Sauerstoffmangel im Blut leidet. Fällt zusätzlich zu den Symptomen einer Sepsis der Blutdruck auf ein krankhaftes Niveau und ist trotz der therapeutischen Maßnahme einer Volumengabe nicht korrigierbar, handelt es sich um einen septischen Schock. Dabei sind zwei klinische Ausprägungen in Form des hyperdynamen und hypodynamen Schocks zu unterscheiden. Durch eine angemessene Volumenfüllung des Gefäßsystems und eine ausreichende Herzfunktion kann ein hyperdynamer Schock aufrechterhalten werden, der mit gut durchbluteter, warmer Haut und erhöhtem Blutvolumen im Herz einhergeht, sodass der hypodyname Schock mit einer erhöhten Sterbewahrscheinlichkeit ausbleibt.[37]

---

[35] Vgl. Ziegenfuß (2007), S. 244-245
[36] Vgl. Ziegenfuß (2007), S. 246
[37] Vgl. Ziegenfuß (2007), S. 247-248

2.4 Der kardiogene und obstruktive Schock

Der kardiogene Schock beschreibt hauptsächlich eine akute Funktionsstörung des Herzens, bei der die kardiale Pumpleistung auf ein lebensbedrohlich niedriges Niveau fällt, da der Herzmuskel entweder nicht ausreichend Blut in den Körper leiten oder die Herzkammer nicht mit genügend Blut füllen kann.[38] Die Diagnose wird auf Grundlage eines Nachweises einer kardialen Dysfunktion und des gleichzeitigen Ausschlusses korrigierbarer Krankheiten gestellt.[39] Kennzeichen für diese schwerste Verlaufsform eines akuten Herzversagens sind unter anderem starke Atemnot, Verfärbungen der Haut und Schleimhäute aufgrund von Sauerstoffmangel im Blut, pathologische Flüssigkeitsansammlungen im Gewebe der Lunge (Lungenödem) sowie ein niedriger Blutdruck. Als wichtiges Zeichen zur medizinisch-diagnostischen Abgrenzung des kardiogenen Schocks vom hypovolämischen Schock gelten gestaute Halsvenen, da diese bei einem hypovolämischen Schock kollabieren. Die akute oder chronische Unfähigkeit des Herzens, den Körper mit ausreichend Blut zu versorgen, führen oftmals zu einem tödlichen Teufelskreis von Herzmuskel- und Gewebeschäden, bis folglich ein Kreislaufstillstand eintritt.[40] Neben den myokardialen, den Herzmuskel betreffenden Ursachen kann eine kardiale Dysfunktion ebenfalls auf Blutgerinnsel, Tumore oder Herzrhythmusstörungen zurückzuführen sein. Die häufigsten Symptome eines kardiogenen Schocks sind übermäßige körperliche Aktivitäten mit schnellen und ziellosen Bewegungen, Trübheit des Bewusstseins, kühle Extremitäten und stark verminderte Harnausscheidung durch eine Unterfunktion der Niere.[41] Der obstruktive Schock ähnelt in seiner Symptomatik dem kardiogenen Schock, dennoch ist eine deutliche Trennung beider Formen aufgrund von Unterschieden bei den therapeutischen Ansätzen von Bedeutung.[42] Während der kardiogene Schock das Herz betrifft und von diesem ausgeht, ist der obstruktive Schock extrakardialen Charakters und manifestiert sich im Kreislaufsystem unabhängig vom Herz. Ein obstruktiver Schock wird durch einen vollständigen Verschluss großer Gefäße verursacht, auch Obstruktion genannt. Es lässt sich vermuten, dass es sich bei dieser Schockform um die seltenste Variante handelt. Durch bestimmte mechanische Faktoren innerhalb oder außerhalb eines Blut- oder Lymphgefäßes wird der reguläre Blutfluss gestört und das Herz ist nicht mehr in der Lage,

---

[38] Vgl. Standl/Annecke/Cascorbi/Heller/Sabashnikov/Teske (2018), S. 765
[39] Vgl. Werdan et al. (2019), S. 36
[40] Vgl. Ziegenfuß (2007), S. 239
[41] Vgl. Standl/Annecke/Cascorbi/Heller/Sabashnikov/Teske (2018), S. 765
[42] Vgl. Pich/Heller (2015), S. 404

ausreichend Blutvolumen zu pumpen, sodass es außerdem zu einem Schockzustand in Form eines Sauerstoffmangels im gesamten Körper kommt.[43] Sowohl eine Störung der Füllungsphase des Herzens und eine fehlende Vorlast als auch eine gleichzeitige Störung der Auswurfphase des Herzens und eine erhöhte Nachlast können ursächlich zum Schock führen. Eine Obstruktion der Blutflüsse innerhalb der Brusthöhle kann Halsvenenstauungen oder einen untypischen Puls hervorrufen. Der Rückstrom des Blutes zum rechten Herz wird durch die Drucksteigerung nahezu aufgehoben, wodurch dem linken Herz nicht mehr genug Blut zugeführt werden kann und somit die Füllungsphase erheblich eingeschränkt wird. Das Schlagvolumen nimmt stark ab und der Körper wird nicht mehr ausreichend mit Blut versorgt, woraufhin ein Kreislaufversagen folgt.[44]

3 Teilaufgabe 3: Der Soforttyp: Die anaphylaktische Reaktion

Das letzte Kapitel befasst sich mit der Typ-I-Reaktion, auch Soforttyp genannt, einer Immunreaktion, die der anaphylaktischen Reaktion zugrunde liegt und die klassische Allergie beschreibt. Um diesen medizinischen Themenbereich der Allergologie bearbeiten zu können, müssen vorerst in Unterkapitel 3.1 die immunologischen Grundlagen definiert und damit die wichtigsten Funktionen des Immunsystems verdeutlicht werden. Darauf aufbauend wird in Unterkapitel 3.2 genauer auf Allergene eingegangen, um eine thematische Verbindung zum letzten Unterkapitel 3.3 herzustellen. Hier werden abschließend der Soforttyp und die Allergiephasen erläutert sowie der biochemische Ablauf einer anaphylaktischen Reaktion beschrieben.

3.1 Immunologische Grundlagen

Die Immunologie spezialisiert sich auf die Abwehr von Pathogenen wie Bakterien oder Viren, körperfremden Stoffen, aber auch körpereigenen toten Zellen, die beseitigt werden müssen. Außerdem ist das Immunsystem dafür verantwortlich, den Organismus nach einer Infektion wieder zum ursprünglichen Gesundheitszustand zu führen.[45] Da der Mensch

---

[43] Vgl. Standl/Annecke/Cascorbi/Heller/Sabashnikov/Teske (2018), S. 765-766
[44] Vgl. Pich/Heller (2015), S. 405
[45] Vgl. Kruse (2015), S. 2

mit diesen Krankheitserregern beinahe immer in Kontakt kommen könnte, bedarf es verschiedenen biochemischen und physikalischen Schutzsystemen, die das Eindringen der meisten Pathogene in den Organismus verhindern. Zu den direkten äußeren Schutzmechanismen des Körpers gehört unter anderem die Haut, welche als erste äußere Barriere den Körper vor den meisten Pathogenen schützt. Auch die Schleimhäute im Bereich der Atemwege, des Magen-Darm-Traktes und des Harn- und Geschlechtsapparats sind Teil der äußeren Schutzvorrichtung.[46]

Gelingt es den Krankheitserregern durch die Haut bzw. Schleimhäute in den Körper einzudringen und damit Körperzellen zu verletzten, werden lokale Immunzellen aktiviert und das angeborene Immunsystem kommt zum Einsatz. Durch eine erhöhte Durchblutung des beteiligten Gewebes werden die Blutgefäßwände durchlässiger, sodass weitere Immunzellen zur Bekämpfung des Fremdkörpers eintreten können. Für die Abwehr von äußerlichen Pathogenen kommen verschiedene Arten von Fresszellen, auch Phagocyten genannt, zum Einsatz, wie z. B. die Mastzellen der Schleimhäute und Bindegewebe, die neutrophilen Granulocyten aus den weißen Blutkörperchen oder die dendritischen Zellen. Bei der Bekämpfung von Tumorzellen und Parasiten, die innerhalb der Zellen leben, werden hingegen die natürlichen Killerzellen aktiviert. Unterstützt werden die Immunzellen durch verschiedene lösliche Komponenten. Verzeichnet der Organismus eine Infektion oder Verletzung, senden die Zellen des Immunsystems Botenstoffe an die Leberzellen, welche wiederum die Synthese der sog. Akute-Phase-Proteine einleiten, die zu einem Großteil aus löslichen Faktoren bestehen und die Immunantwort bekräftigen.[47]

Nicht immer gelingt die Abwehr der Krankheitserreger allein durch das angeborene Immunsystem und die löslichen Faktoren, sodass das adaptive oder erworbene Immunsystem zum Einsatz kommt. Im Konkreten werden dabei die T- und B-Lymphocyten sowie die Antikörper aktiviert. Die Lymphocyten sind in der Lage, die Fremdantigene im Körper aufzuspüren und auf ihre individuelle Natur einzugehen, wodurch sie jede Immunantwort neu bilden können und als Koordinator des gesamten Immunsystems fungieren. Zudem haben die Lymphocyten eine Art Gedächtnis, das ihnen erlaubt, den Körper gegenüber bereits überstandenen Krankheiten wiederholt zu schützen, da die Immunität bestehen bleibt. Im Gegensatz zum angeborenen Immunsystem ist das adaptive Immunsystem in der Lage, wesentlich schneller und stärker bei einer erneuten Infektion zu reagieren. Es besitzt außerdem die Fähigkeit, körperfremde Strukturen von körpereigenen

---

[46] Vgl. Kruse (2015), S. 4
[47] Vgl. Kruse (2015), S. 5-6

18

Strukturen zu unterscheiden, wobei eine Fehlfunktion hier als Autoimmunreaktion bezeichnet wird.[48] Ebenso kann eine Fehlsteuerung dazu führen, dass sich die Immunreaktion gegen eigentlich harmlose Antigene richtet und damit eine Hypersensitivitätsreaktion meist in Form einer Allergie auslöst. Diese Überempfindlichkeit wird durch die sog. Immunglobulin-E(IgE)-Antikörper vermittelt.[49]

Neue Erkenntnisse haben herausgestellt, dass das angeborene Immunsystem prinzipiell darüber entscheidet, ob gewisse Mikroorganismen wie Viren und Bakterien als harmlos oder gefährlich einzuschätzen sind. Bei Allergikern findet im Rahmen dieser Entscheidung eine fehlerhafte Einschätzung statt. Die Immunantwort eines Nichtallergikers auf Allergene kann als ein klinischer und immunologischer Toleranzzustand bezeichnet werden, der bei Allergikern ausbleibt. Die Ausbildung sowie Erhaltung dieser Toleranzreaktion ist ein lebenslanger und aktiver Prozess beider Immunsysteme, bei dem jederzeit ein Fehler auftreten kann, sodass selbst ältere Menschen noch eine Allergie entwickeln können.[50] Als Grund für die Entwicklung solcher Fehlreaktionen verweisen Forschungen einerseits auf genetische Prädispositionen und andererseits auf ungünstige Umweltfaktoren sowie den individuellen Lebensstil, wobei ebenfalls eine Kombination aus beiden Faktoren möglich ist.[51]

3.2 Allergene

Allergene sind grundsätzlich harmlose Umweltstoffe, die in den meisten Fällen auch als solche vom Immunsystem erkannt werden. Liegt jedoch eine genetische Veranlagung vor oder ist der Organismus wiederholt in stärkerem Kontakt zum Allergen, kann er als fremdartig und schädlich interpretiert werden, wodurch sich eine immunologische Überempfindlichkeit und damit eine Allergie entwickelt. Die naturwissenschaftliche Definition eines Allergens stimmt nicht mit der umgangssprachlichen Bedeutung überein, da es sich nicht um den Allergenträger oder die Allergenquelle handelt, sondern im engeren Sinne ein definiertes Molekül bezeichnet, wie z. B. ein Protein in Pollen oder Nahrungsmitteln.[52] Allergien lassen sich nach verschiedenen Aspekten aufteilen und

---

[48] Vgl. Kruse (2015), S. 7
[49] Vgl. Kruse (2015), S. 12
[50] Vgl. Renz (2019), S. 23
[51] Vgl. Renz/von Mutius/Brandtzaeg/Cookson/Autenrieth/Haller (2011), S. 273
[52] Vgl. Kleine-Tebbe/Jappe/Brans (2019), S. 73

differenzieren. So können einerseits die betroffenen Organe zwischen Nase, Augen und Haut variieren oder es lassen sich Unterschiede in den Symptomen festmachen. Eine Allergie kann ebenso in ihrem zeitlichen Verlauf entweder akuter oder chronischer Art sein oder interindividuell in ihrer Gefährlichkeit von anderen Fällen abweichen.[53] Es lassen sich im Allgemeinen vier Allergen-Gruppen unterscheiden, wobei die Proteinallergene den Soforttyp auslösen und daher hier im Fokus stehen.[54]

Die Proteinallergene lösen vor allem bei erblich disponierten Menschen durch das Protein Immunglobulin E (IgE), das Eigenschaften eines Antikörpers aufweist, die Soforttyp-Allergie aus. Die Allergenquellen sind hierbei besonders Pollen, Schimmelpilze, Milben, Tierbestandteile, Nahrungsmittel und Insektengifte, die abhängig von der Stärke der Allergie jeweils unterschiedliche allergische Erkrankungen hervorrufen können, wie bspw. Heuschnupfen, verschiedene Schwellungen, Asthma oder eine Anaphylaxie. Der zytotoxische Typ bildet die zweite Allergen-Gruppe und kann durch Medikamente oder Blutgruppen-Antigene ausgelöst werden. Die Allergenquellen der verzögerten Typ-III-Allergie haben meistens einen natürlichen Ursprung und Allergene aus pflanzlichen, mikrobiellen oder tierischen Proteinen, Kohlenhydratstrukturen oder Chemikalien. Die letzte Allergen-Gruppe besteht aus kleinen Molekülen in Chemikalien oder Medikamenten, die sich an humane Proteine binden und die Spättyp-Allergie auslösen können.[55]

3.3 Die Soforttyp-Allergie als Auslöser einer Anaphylaxie

Um größere und gefährlichere Pathogene abzuwehren, reagiert der Organismus mit der Bildung von IgE. Beim Soforttyp kann diese Reaktion jedoch ebenfalls beobachtet werden, wobei sie sich in diesem Fall gegen ein harmloses Antigen richtet, das damit zu einem Allergen wird (s. Abb. 6). Hiermit beginnt bereits die erste Phase der Typ-I-Allergie, die immunologische Sensibilisierung, welche erforderlich ist, um überhaupt auf das Allergen reagieren zu können. Der Erstkontakt vorläuft oftmals symptomlos, wobei die T_H2-Zellen, eine Subgruppe der T-Helfer-Zellen, die für die Erkennung von Antigenen verantwortlich sind, die B-Zellen aktivieren und dort durch die regulatorischen Proteine Interleukin-4 und Interleukin-13 einen Immunglobulinklassenwechsel bewirken, der zur Produktion von IgE führt. Die besondere Eigenschaft des IgE ist die freie Bindung an

---

[53] Vgl. Ring (2019), S. 98
[54] Vgl. Kleine-Tebbe/Jappe/Brans (2019), S. 73
[55] Vgl. Kleine-Tebbe/Jappe/Brans (2019), S. 76

seinen sog. Fcε-Rezeptor, welcher auf den Mastzellen und basophilen Zellen liegt. Indem der Fcε-Rezeptor die Antigene an sich bindet, kommt es zu einer Aktivierung der Mastzelle und somit zur Freisetzung von Botenstoffen der körpereigenen Abwehr wie Histamin und Heparin. Dieser Prozess wird als Sensibilisierung bezeichnet und hat zur Folge, dass ein wiederholter Kontakt zwischen Allergen und Mastzelle die typischen allergischen Symptome des Soforttyps hervorruft.[56]

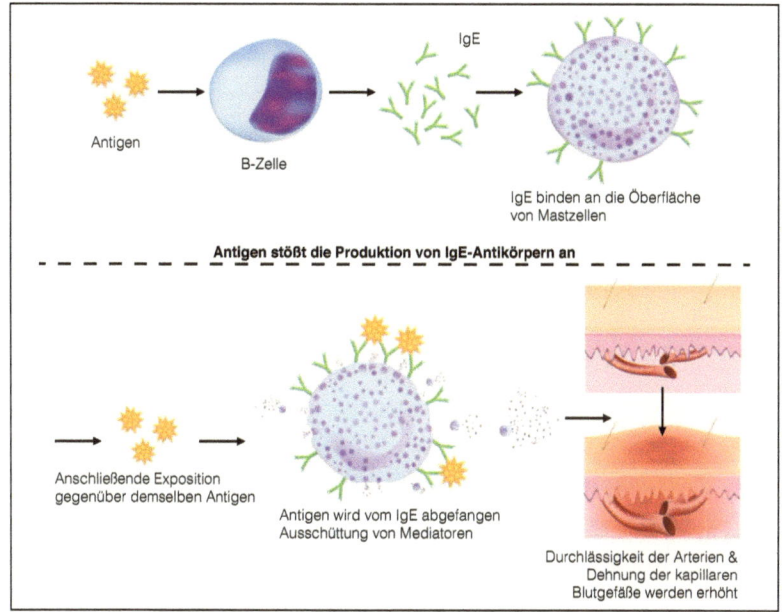

Abbildung 6: Biochemischer Ablauf einer anaphylaktischen Reaktion.
(Quelle: Eigene Darstellung in Anlehnung an Worm (2018), S. 10.)

Die Bindung an Antigene führt zu einer Vernetzung und Aktivierung der IgE-tragenden Fcε-Rezeptoren und damit auch zur Einleitung der zweiten Phase, nämlich der Frühphase. Durch die Aktivierung werden innerhalb von Sekunden die im inneren der Mastzelle gespeicherten Mediatoren, die die allergischen Symptome hervorrufen, freigesetzt und es kommt zur allergischen Reaktion. Dadurch wird unter anderem auch Histamin ausgeschüttet, das nicht nur kleinere Arterien erweitert und sie durchlässiger für Flüssigkeiten macht, sondern auch bei direktem Kontakt mit Rezeptoren auf verschiedenen Nervenzellen Niesen, Juckreiz und Schmerzen verursacht.[57] Viele dieser Mediatoren haben eine entzündliche Wirkung, wodurch zusätzlich weiße Blutkörperchen in die betroffene

---

[56] Vgl. Haase (2015), S. 154
[57] Vgl. Haase (2015), S. 154

Geweberegion geleitet werden. Die Freisetzung von allergischen Mediatoren ist in den meisten Fällen begrenzt. Kommt es jedoch zu weiterreichenden Reaktionen, ist von einer Anaphylaxie auszugehen.[58]

Innerhalb von zwei bis sechs Stunden nach der Mediatorenfreisetzung tritt die Spätphase der Typ-I-Allergie ein, die von neusynthetisierten Proteinen gekennzeichnet ist. Dabei handelt es sich vor allem um Zytokine, die das Wachstum und die Entwicklung von anderen Zellen steuern und sie verstärken können. Dadurch wird eine stärker werdende gegenseitige Aktivierung zwischen den Mastzellen und den weißen Blutkörperchen, den Eosinophilen und Basophilen ausgelöst, die bei allergischen Reaktionen eine Rolle spielen. In den meisten Fällen schwächen die allergischen Reaktionen der Früh- und Spätphase innerhalb weniger Tage ab. Liegt jedoch eine wiederholte und dauerhafte Exposition mit dem Allergen vor, kann es zu einer chronischen Phase des Soforttyps kommen, bei der die allergischen Reaktionen bleibende Gewebeveränderungen hervorrufen, wie z. B. eine gestörte Barriere-Funktion der obersten Zellschicht des Haut- und Schleimhautgewebes.[59]

Die Maximalvariante der Typ-I-Allergie ist die anaphylaktische Reaktion, die durch ein plötzlich auftretendes und schwer verlaufendes Krankheitsbild gekennzeichnet ist, das ein oder mehrere Organsysteme betrifft und sich zum anaphylaktischen Schock entwickeln kann. Das Risiko einer wiederholten Anaphylaxie ist besonders bei einer Allergie gegenüber Nahrungsmitteln hoch, wodurch die Betroffenen oftmals stark in ihrer Lebensweise und -qualität eingeschränkt sind. Zur Klassifizierung der anaphylaktischen Reaktion lassen sich vier Organsysteme sowie vier Schweregrade unterscheiden. Am häufigsten betroffen ist die Haut und Schleimhaut, bei denen es zu flächenhaften Rötungen, Schwellungen und Juckreiz kommen kann. In Verbindung mit allergischen Reaktionen im Magen-Darm-Trakt zeichnet sich die Symptomatik durch Übelkeit, Schmerzen, Erbrechen und Durchfall aus. Innerhalb der Atemwege, die am zweithäufigsten betroffen sind, kann es unter anderem zu Atemnot, Husten, Atemstillstand oder Bronchospasmus kommen, einer Muskelverkrampfung an den Atemwegen. Als letztes Organsystem, das von einer Anaphylaxie betroffen sein kann, ist das Herz-Kreislauf-System zu nennen, bei dem sich Symptome von Pulsbeschleunigung, Blutdruckabfall und Herzrhythmusstörungen bis hin zum Herz-Kreislaufschock und Kreislaufstillstand entwickeln können.[60]

---

[58] Vgl. Haase (2015), S. 156
[59] Vgl. Haase (2015), S. 156-157
[60] Vgl. Worm (2019), S. 101

Anlagen

Anlage 1: Synopse der vier Klassen der Schockformen.

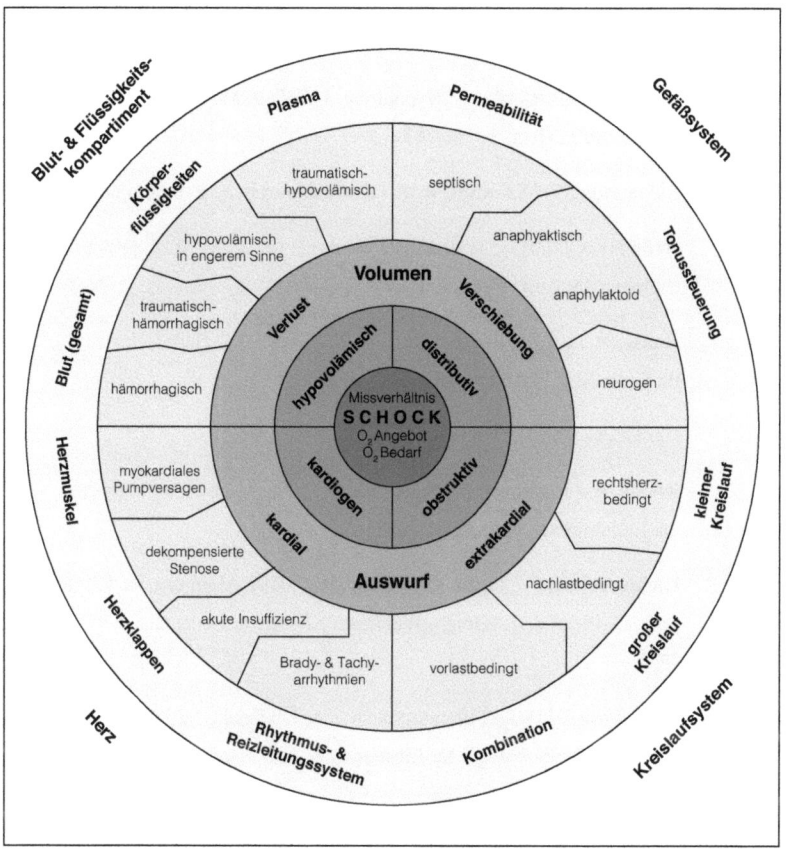

(Quelle: Eigene Darstellung in Anlehnung an Standl, T. / Annecke, T. / Cascorbi, I. / Heller, A. R. / Sabashnikov, A. / Teske, W. (2018), S. 759, Nomenklatur, Definition und Differenzierung der Schockformen. Deutsches Ärzteblatt, 115. Jg., Nr. 45, S. 757-768.)

Literaturverzeichnis

Adams, H. A. (2005), Zur Diagnostik und Therapie der Schockformen. Empfehlungen der Interdisziplinären Arbeitsgruppe Schock der DIVI – Teil II. Hypovolämischer Schock. Anästhesie Intensivmedizin, 46. Jg., Nr. 1, S. 111-124.

Becker-Carus, C. (2017), Hypophyse. In: Wirtz, M. A. (Hrsg.), Lexikon der Psychologie, 18. Aufl., Bern, S. 762-763.

Birbaumer, N. / Schmidt, R. F. (2010), Biologische Psychologie, 7. Aufl., Heidelberg.

Gründer, G. (2017), Schilddrüsenhormone. In: Wirtz, M. A. (Hrsg.), Lexikon der Psychologie, 18. Aufl., Bern, S. 1477.

Haase, H. (2015), Allergie. In: Rink, L. / Kruse, A. / Haase, H. (Hrsg.), Immunologie für Einsteiger, 2. Aufl., Berlin, S. 153-165.

Herold, G. (2021), Innere Medizin, 1. Aufl., Köln.

Kleine, B. / Rossmanith, W. G. (2021), Hormone und Hormonsystem – Lehrbuch der Endokrinologie, 4. Aufl., Berlin.

Kleine-Tebbe, J. / Jappe, U. / Brans, R. (2019), Allergene. In: Klimek, L. / Vogelberg, C. / Werfel, T. (Hrsg.), Weißbuch Allergie in Deutschland, 4. Aufl., Berlin, S. 73-97.

Kruse, A. (2015), Das Immunsystem: eine Übersicht. In: Rink, L. / Kruse, A. / Haase, H. (Hrsg.), Immunologie für Einsteiger, 2. Aufl., Berlin, S. 1-14.

Lang, F. / Föller, M. (2019), Hormone von Hypothalamus und Hypophyse. In: Brandes, R. / Lang, F. / Schmidt, R. F. (Hrsg.), Physiologie des Menschen mit Pathophysiologie, 32. Aufl., Berlin, S. 924-931.

Margraf, J. / Schneider, S. (2009), Lehrbuch der Verhaltenstherapie, 3. Aufl., Heidelberg.

Marischler, C. (2014), Endokrinologie, 2. Aufl., München.

Paula, J. (2014), Klinische Medizin – Diagnostik und Therapie. 1. Aufl., Studienbrief der SRH Fernhochschule. Riedlingen.

Peper, M. (2017), Endokrines System. In: Wirtz, M. A. (Hrsg.), Lexikon der Psychologie, 18. Aufl., Bern, S. 480-481.

Pich, H. / Heller, A. R. (2015), Obstruktiver Schock. Der Anaesthesist, 64. Jg., Nr. 4, S. 403–419.

Renz, H. (2019), Immunologische Grundlagen. In: Klimek, L. / Vogelberg, C. / Werfel, T. (Hrsg.), Weißbuch Allergie in Deutschland, 4. Aufl., Berlin, S. 21-26.

Renz, H. / von Mutius, E. / Brandtzaeg, P. / Cookson, W. O. / Autenrieth, I. B. / Haller, D. (2011), Gene-environment interactions in chronic inflammatory disease. Nature Immunology, 12. Jg., Nr. 4, S. 273-277.

Ring, J. (2019), Allergische Krankheitsbilder: Einführung. In: Klimek, L. / Vogelberg, C. / Werfel, T. (Hrsg.), Weißbuch Allergie in Deutschland, 4. Aufl., Berlin, S. 98-100.

Standl, T. / Annecke, T. / Cascorbi, I. / Heller, A. R. / Sabashnikov, A. / Teske, W. (2018), Nomenklatur, Definition und Differenzierung der Schockformen. Deutsches Ärzteblatt, 115. Jg., Nr. 45, S. 757-768.

Schandry, R. (2016), Biologische Psychologie, 4. Aufl., Weinheim.

Schröger, E. (2010), Biologische Psychologie, 1. Aufl., Wiesbaden.

Werdan, K. / Ruß, M. / Boeken, U. / Buerke, M. / Briegel, J. / Delle-Karth, G. / Ferrari, M. / Figulla, H. / Geppert, A. / Heller, A. / Hindricks, G. / Janssens, U. / Kelm, M. / Kopp, I. / Massberg, S. / Michels, G. / Pichler-Cetin, E. / Pieske, B. / Pilarczyk, K. / Prondzinskys, R. / Schlitt, A. / Thiele, H. / Thielmann, M. / Willems, S. / Zeymer, U. / Zwißler, B. (2019), Deutsch-österreichische S3 Leitlinie „Infarktbedingter kardiogener Schock – Diagnose, Monitoring und Therapie", Deutsche Gesellschaft für Kardiologie – Herz- und Kreislaufforschung e.V., 2. Aufl., Halle.

Worm, M. (2018), Anaphylaxie: Wie richtig handeln?. Deutsches Ärzteblatt, 115. Jg., Nr. 10, S. 10-14.

Worm, M. (2019), Anaphylaxie. In: Klimek, L. / Vogelberg, C. / Werfel, T. (Hrsg.), Weißbuch Allergie in Deutschland, 4. Aufl., Berlin, S. 101-109.

Ziegenfuß, T. (2007), Notfallmedizin, 4. Aufl., Heidelberg.

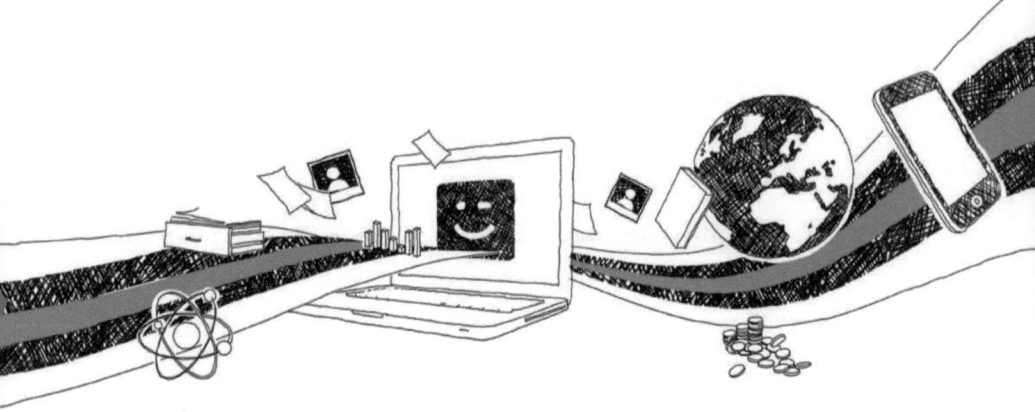
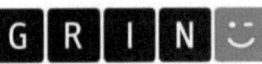